画给孩子的健康科普书

肚子里的消化联盟

李亚男 / 著　书虫文化 / 绘

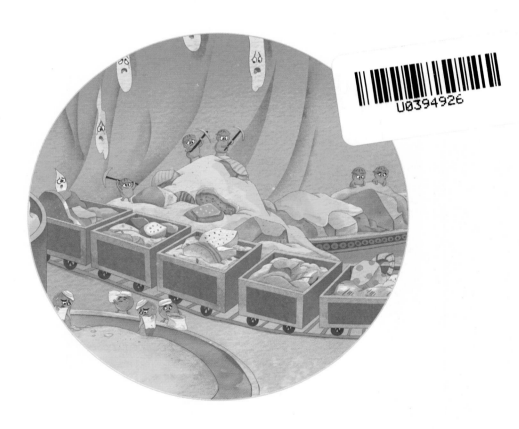

北方妇女儿童出版社
·长春·

图书在版编目（CIP）数据

肚子里的消化联盟 / 李亚男著 ；书虫文化绘. --
长春：北方妇女儿童出版社，2022.7
　（画给孩子的健康科普书）
　ISBN 978-7-5585-6446-8

　Ⅰ. ①肚… Ⅱ. ①李… ②书… Ⅲ. ①消化系统—儿
童读物 Ⅳ. ①R322.4-49

中国版本图书馆CIP数据核字(2022)第085259号

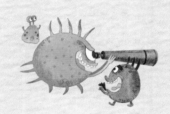

画给孩子的健康科普书 肚子里的消化联盟
HUA GEI HAIZI DE JIANKANG KEPUSHU　DUZI LI DE XIAOHUA LIANMENG

出 版 人	师晓晖
策 划 人	师晓晖
责任编辑	王　婷　吴宛泽
装帧设计	书虫文化
开　　本	889mm×1194mm　　1/16
印　　张	2.5
字　　数	37.5千字
版　　次	2022年7月第1版
印　　次	2022年7月第1次印刷
印　　刷	旭辉印务(天津)有限公司
出　　版	北方妇女儿童出版社
发　　行	北方妇女儿童出版社
地　　址	长春市福祉大路5788号
电　　话	总编办：0431-81629600
	发行科：0431-81629633
定　　价	26.80元

引 言

在吃掉一根冰淇淋、一根香蕉、

一个鸡腿、一个甜甜圈、一块巧克力、

一袋薯片、一瓶可乐……许多美味的零食之后,

会发生什么意想不到的事呢?

被吃掉的这些零食到底去了哪里呢?

妈妈为什么总是让我们多吃蔬菜、多喝水?

这一肚子的疑问,

就让"消化联盟"来给小朋友们解答吧!

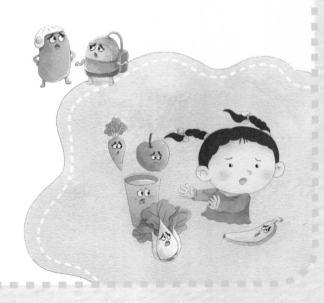

文文是一个胖嘟嘟的女孩儿，她不爱吃饭，最喜欢吃零食。她不知道的是，身体里的"消化联盟"正危机四伏，一场"暴风雨"马上就要来了。

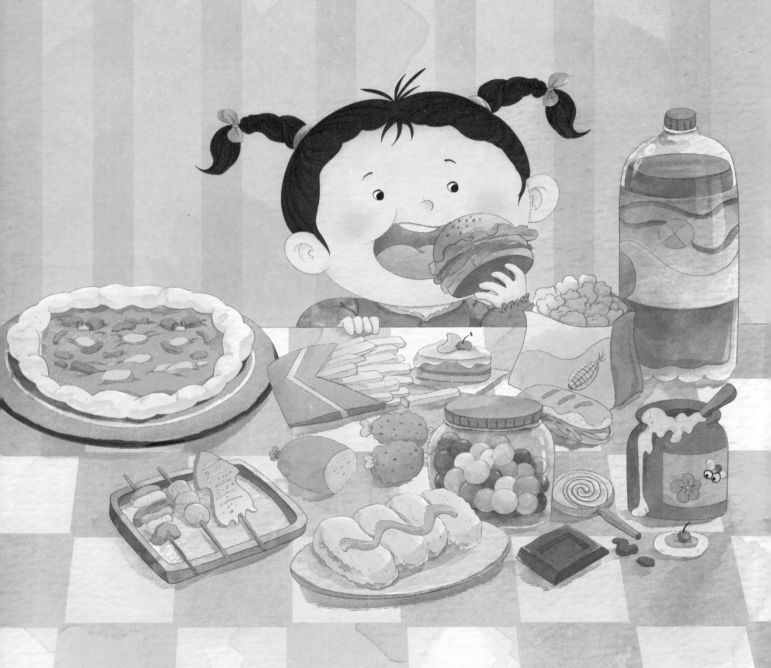

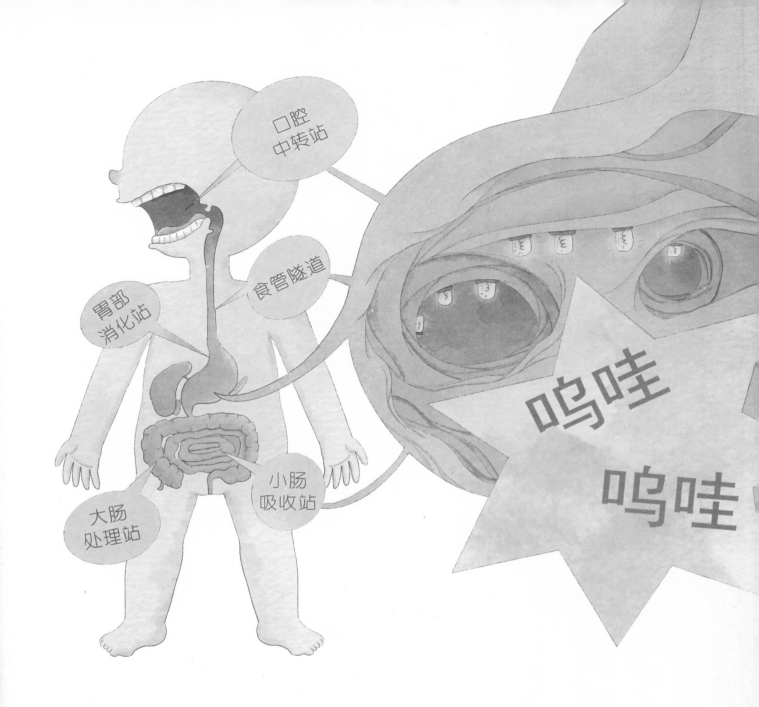

　　"消化联盟"包括口腔中转站、食管隧道、胃部消化站、小肠吸收站和大肠处理站。此时,凄厉的警报声正"呜哇!呜哇!"地响着,刺眼的黄色警报灯强烈地闪烁着。

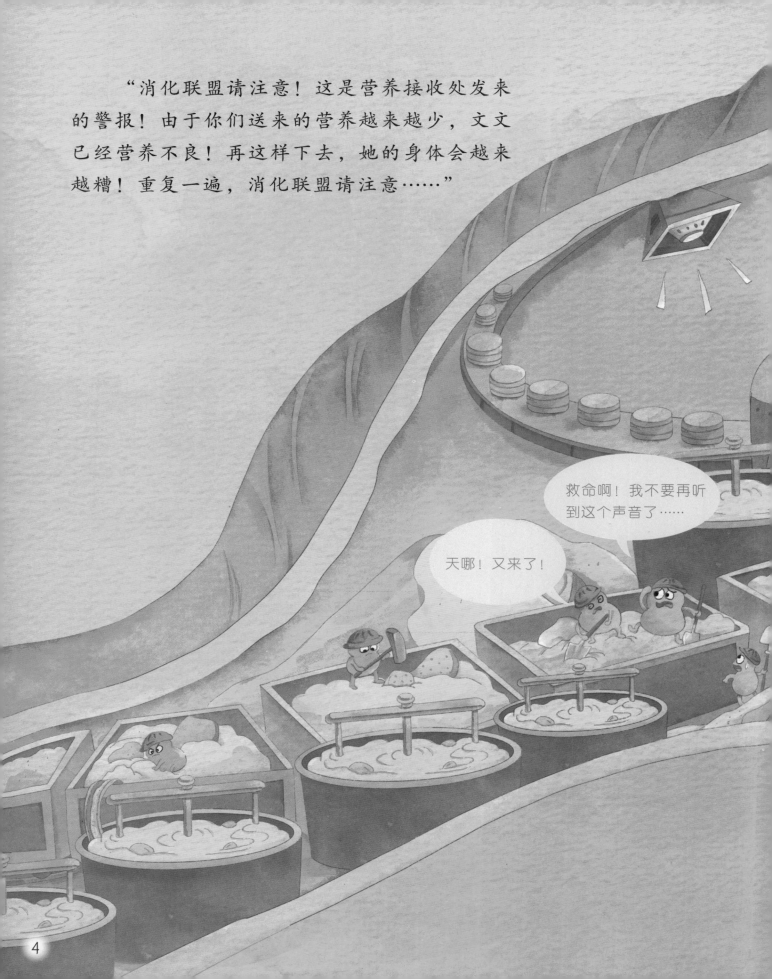

"消化联盟请注意！这是营养接收处发来的警报！由于你们送来的营养越来越少，文文已经营养不良！再这样下去，她的身体会越来越糟！重复一遍，消化联盟请注意……"

救命啊！我不要再听到这个声音了……

天哪！又来了！

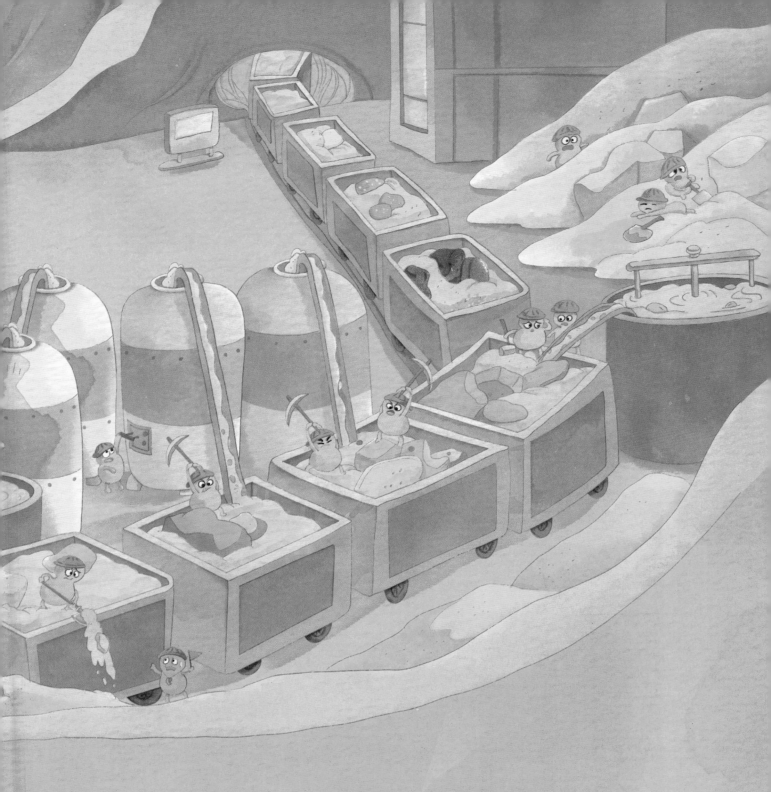

　　胃部消化站里，一个筋疲力尽的消化小兵对同伴说："我们有什么办法？送来的大多是油炸食品、五花八门的糖果、甜腻的饼干蛋糕等零食，用它们可生产不出营养……"

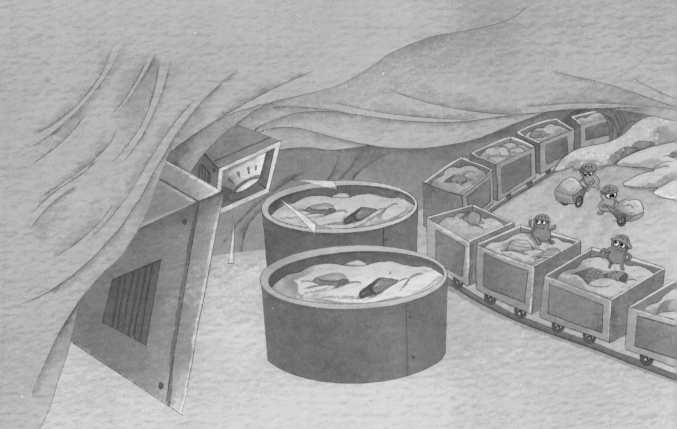

"辛苦大家了！请务必多运送营养。请多从蔬菜、水果、谷物、蛋、奶、坚果等优质食物中提取营养……感谢大家！"从警报的语气中可以听出来，它们非常焦急。

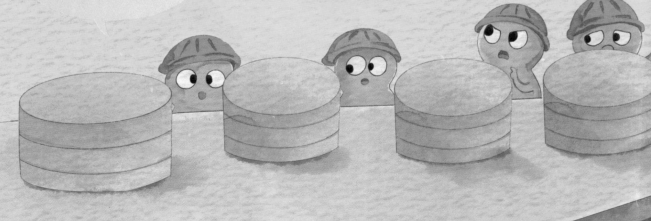

而且不要不认真咀嚼就送下来……

给文文发警报吧，让她按时好好吃饭！

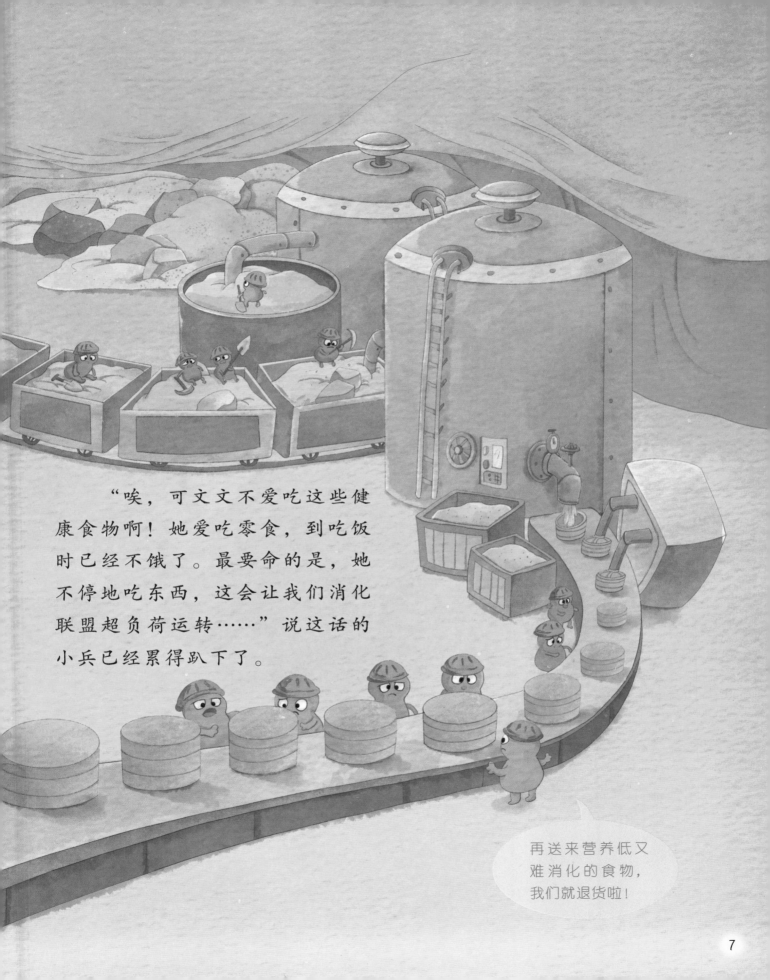

"唉，可文文不爱吃这些健康食物啊！她爱吃零食，到吃饭时已经不饿了。最要命的是，她不停地吃东西，这会让我们消化联盟超负荷运转……"说这话的小兵已经累得趴下了。

再送来营养低又难消化的食物，我们就退货啦！

此时的口腔中转站也一团乱。警报声响着，警报灯乱晃，刚刚工作完的牙齿小兵、唾液小兵和舌头小兵气儿还没喘匀呢，口腔大门又打开了，一堆软糖和巧克力汹涌而来。

它们只好再次爬起来，继续卖力地干活儿。牙齿小兵负责研磨食物；唾液小兵负责往食物里加唾液，湿润、软化、溶解食物；舌头小兵负责搅拌。大家都累得眼冒金星。

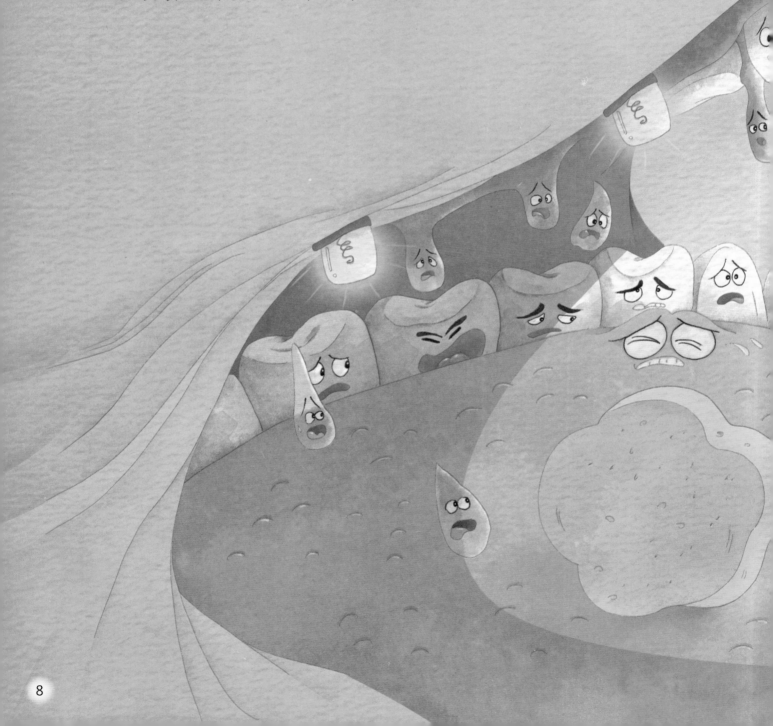

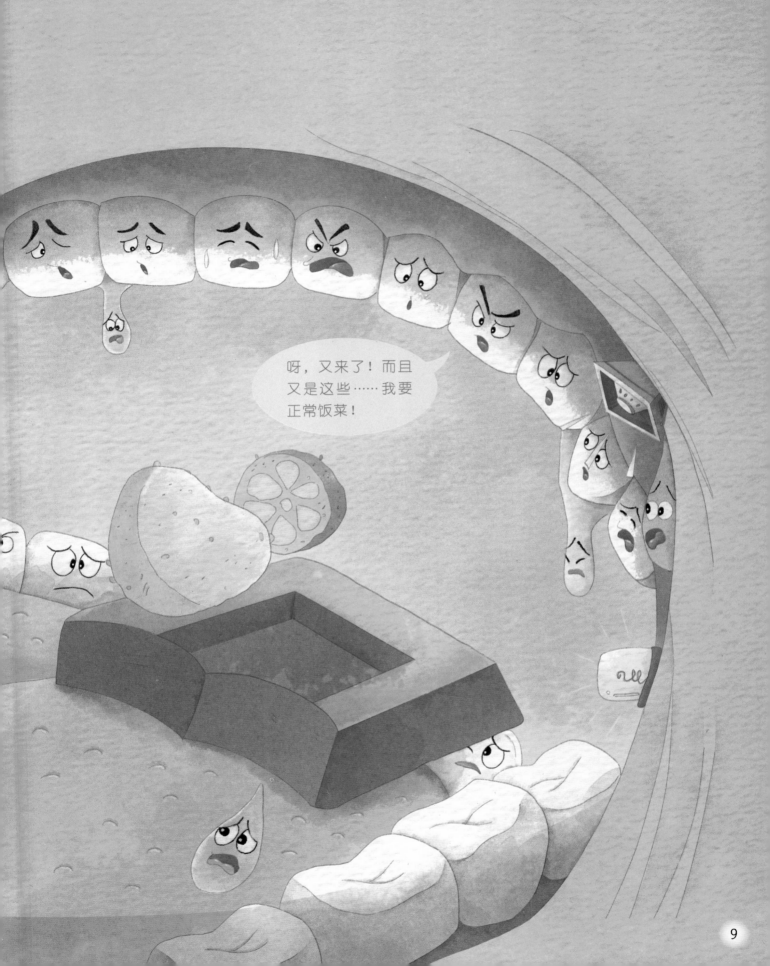

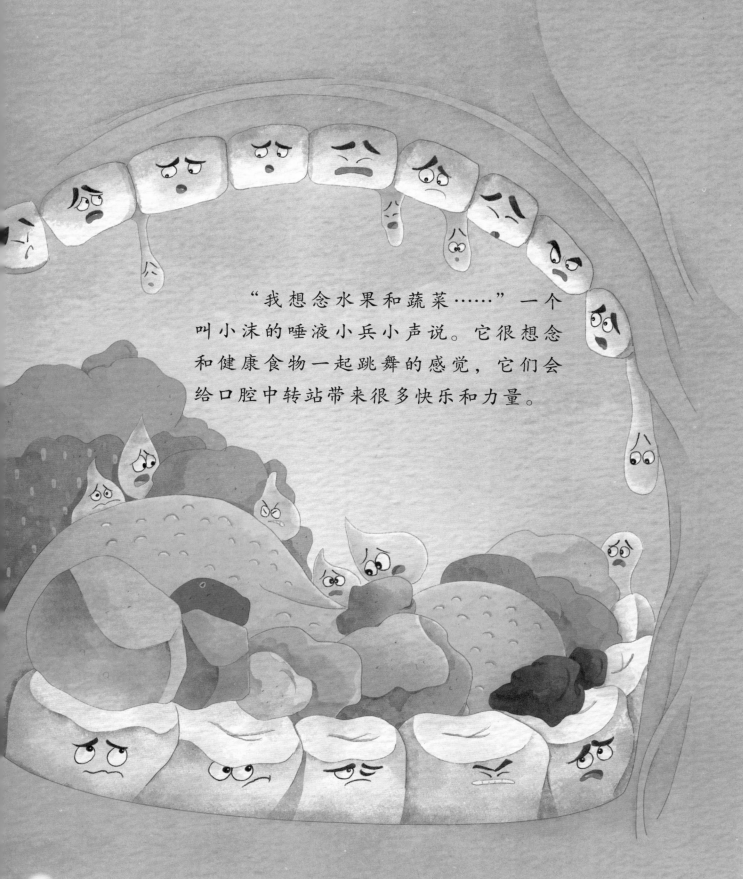

"我想念水果和蔬菜……"一个叫小沫的唾液小兵小声说。它很想念和健康食物一起跳舞的感觉，它们会给口腔中转站带来很多快乐和力量。

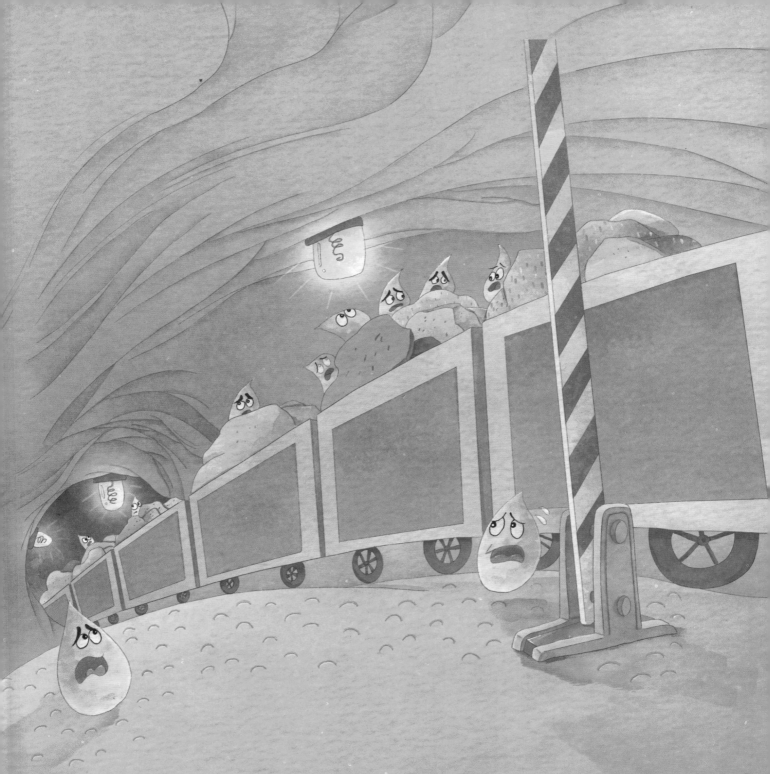

　　"请注意！隧道门即将开启！请随行人员做好准备。"食管隧道入口传来广播声。小沫慌了。什么？食物还没嚼好，怎么就要运走？说时迟，那时快，食物列车收到"立刻进隧道！"的指示后，马上呼啸着往食管隧道冲去。

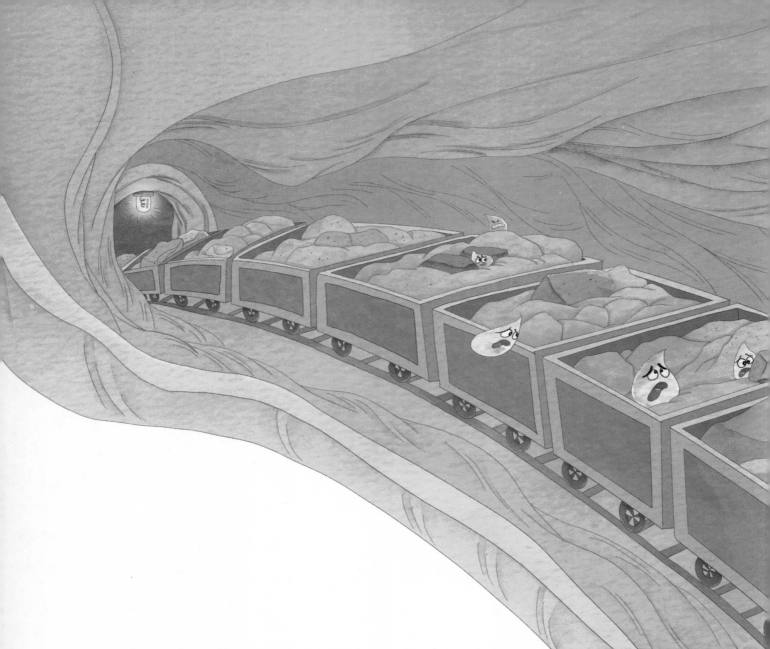

　　作为这趟车的随行人员之一，小沫连滚带
爬地上了车。食物列车一头冲进了食管隧道。隧
道一感应到食物，马上缓缓扩张并蠕动起来，帮食物
列车顺畅下行。

　　隧道壁上有很多黏液小兵，负责给食物列车润滑，保证
运行顺利。小沫一路说着："谢谢！辛苦啦！"一个黏液小兵说：
"嘿！又是这些东西，文文真没创意！我们这周接到了三次警报，
但食物还是没有任何变化。估计消化联盟要遭殃啊！"

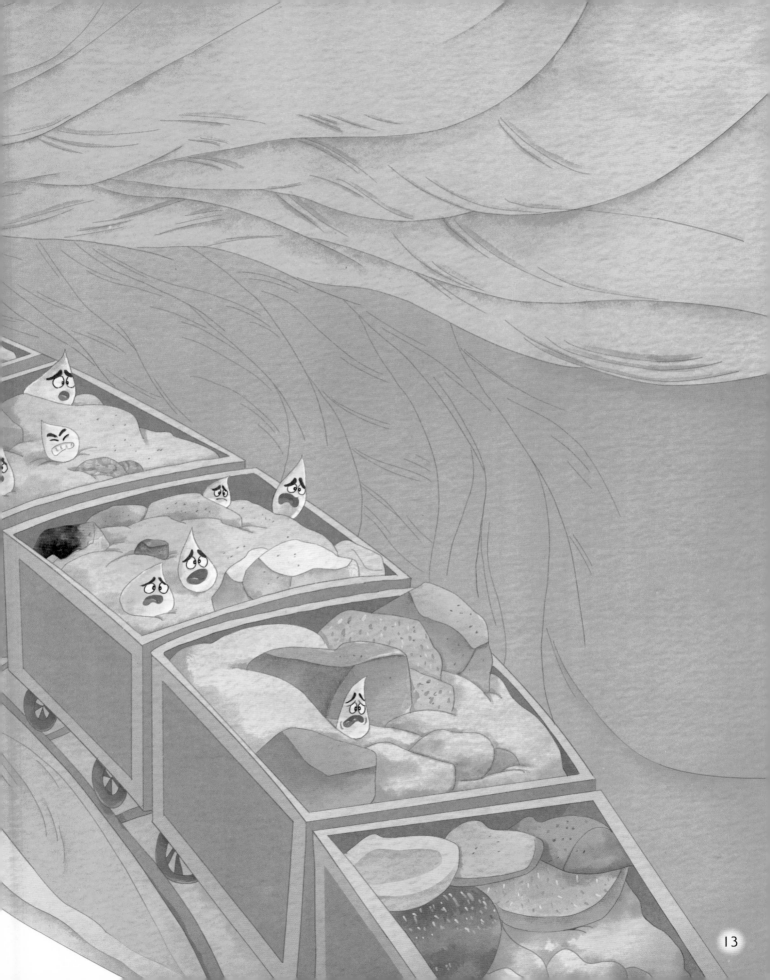

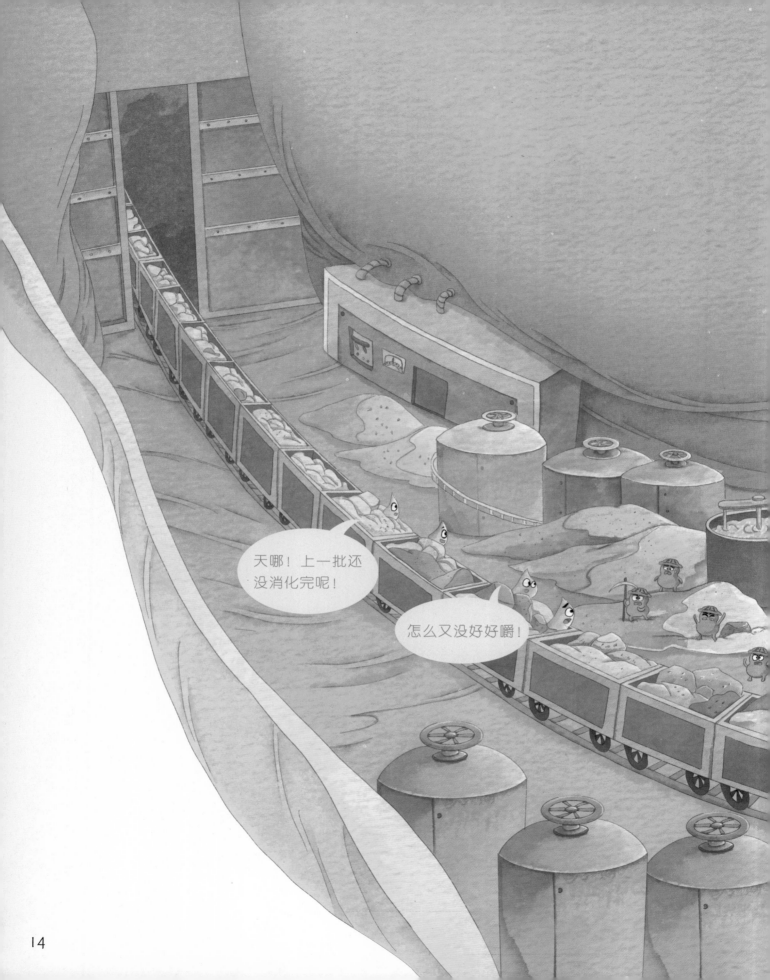

小沫苦笑着想："消化联盟一旦出问题，最遭殃的是文文自己……"正想着，列车已抵达连接食管隧道与胃部消化站的大门——贲（bēn）门。贲门开启，卫兵冲小沫大喊："祝你好运！"

列车驶入停靠点，消化小兵们一看车上装的是没被认真咀嚼就送下来的糖果和巧克力，发出一片愤怒的声讨。

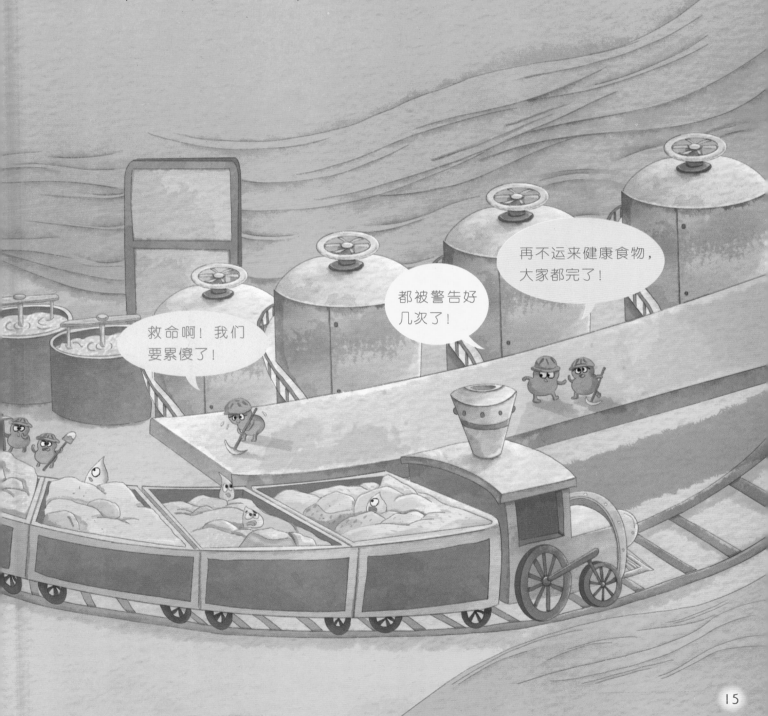

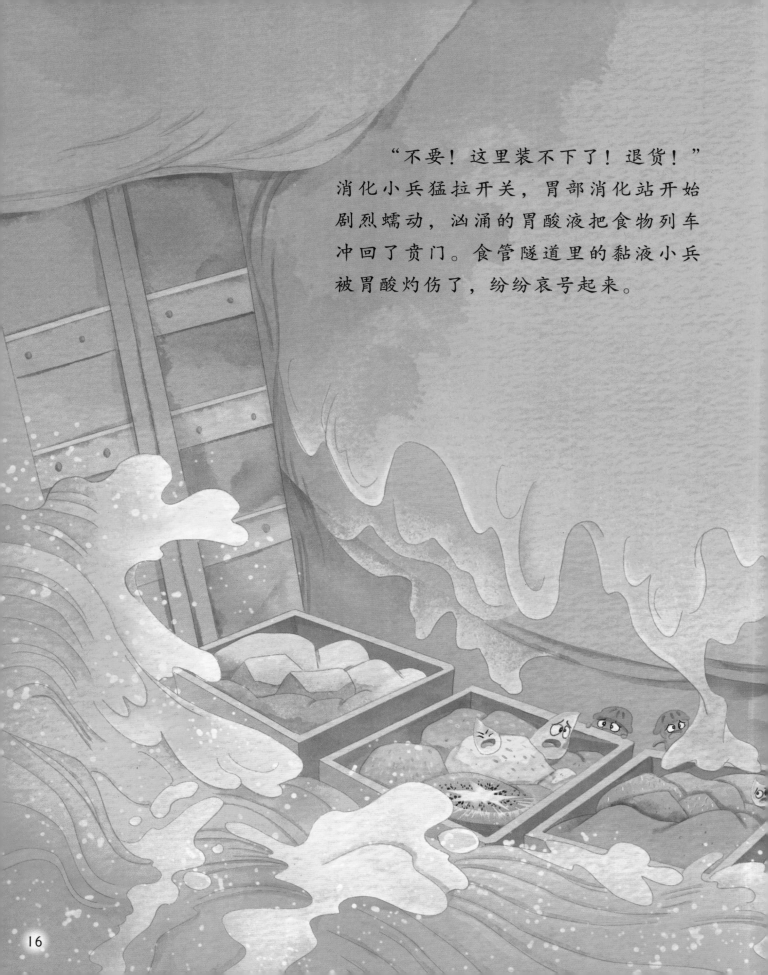

"不要！这里装不下了！退货！"消化小兵猛拉开关，胃部消化站开始剧烈蠕动，汹涌的胃酸液把食物列车冲回了贲门。食管隧道里的黏液小兵被胃酸灼伤了，纷纷哀号起来。

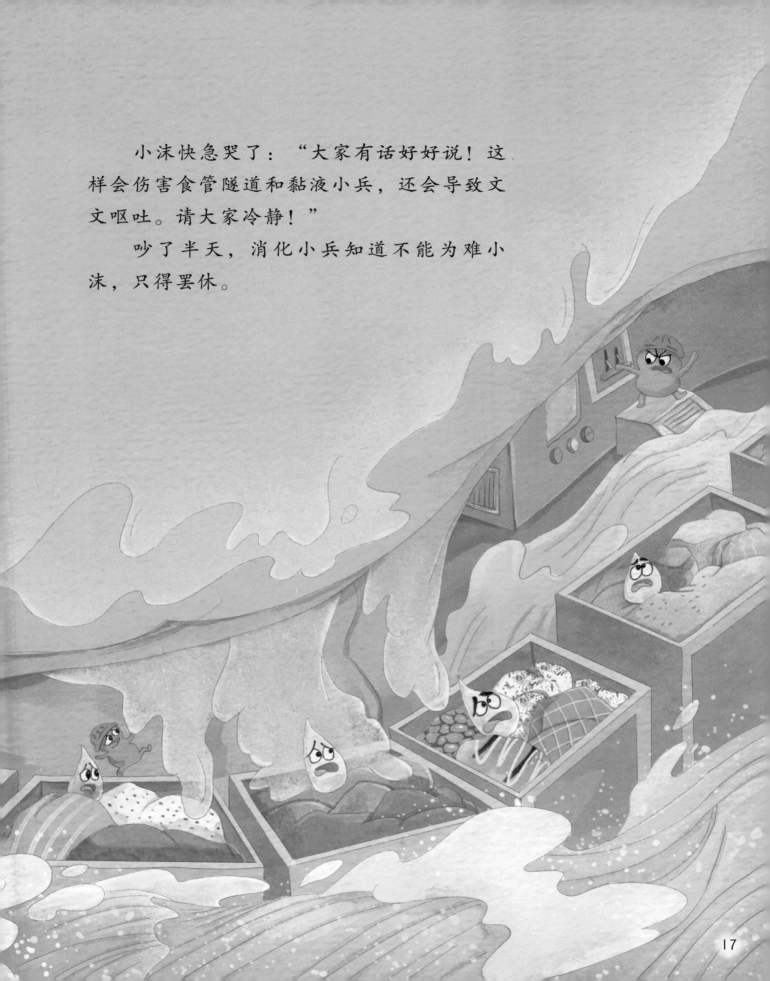

小沫快急哭了："大家有话好好说！这样会伤害食管隧道和黏液小兵，还会导致文文呕吐。请大家冷静！"

吵了半天，消化小兵知道不能为难小沫，只得罢休。

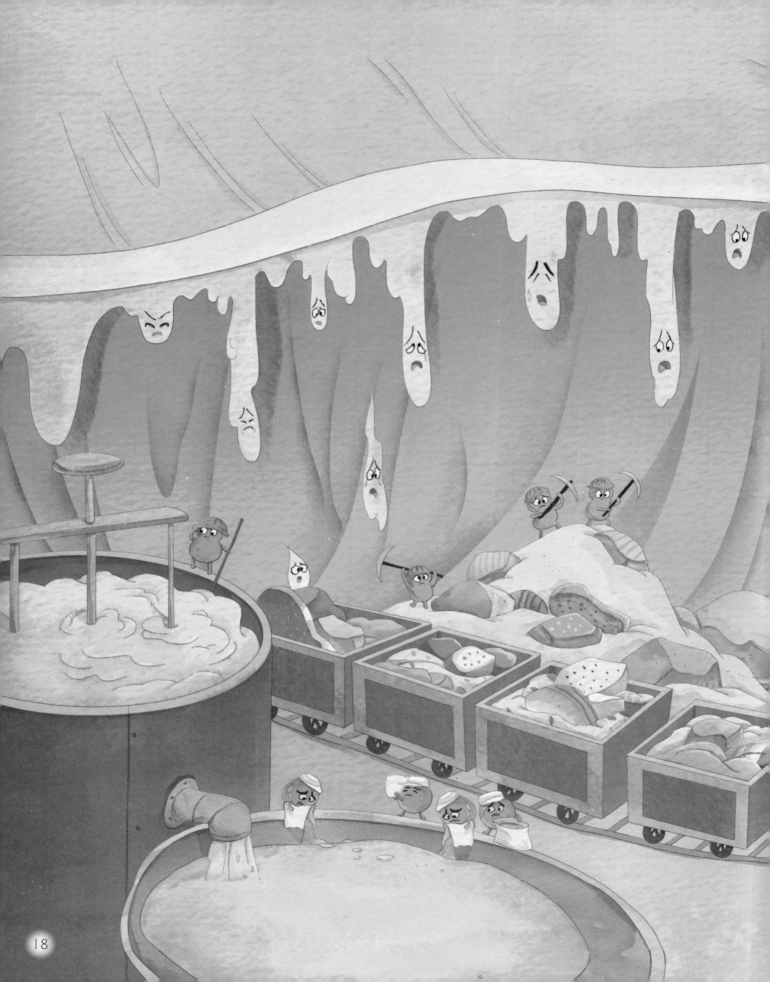

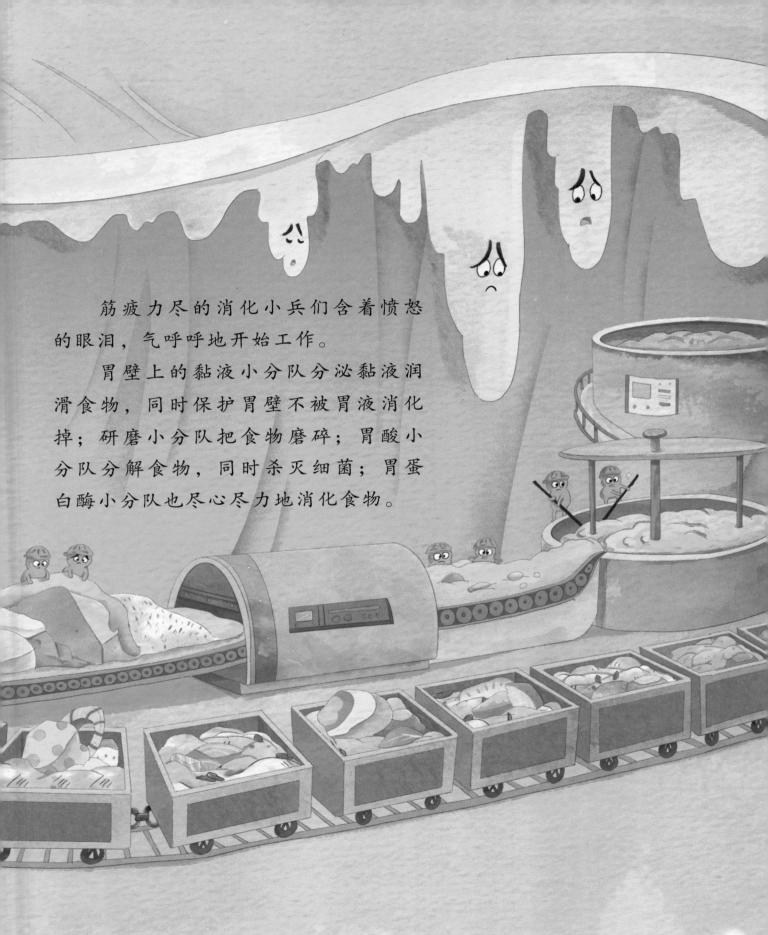

筋疲力尽的消化小兵们含着愤怒的眼泪，气呼呼地开始工作。

胃壁上的黏液小分队分泌黏液润滑食物，同时保护胃壁不被胃液消化掉；研磨小分队把食物磨碎；胃酸小分队分解食物，同时杀灭细菌；胃蛋白酶小分队也尽心尽力地消化食物。

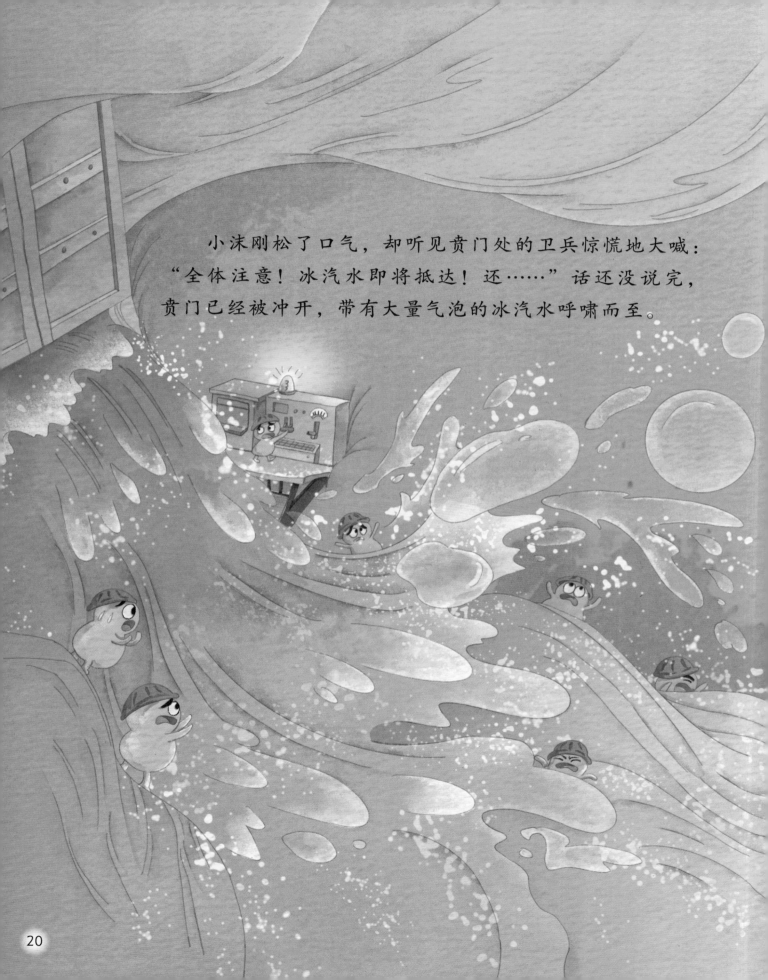

小沫刚松了口气，却听见贵门处的卫兵惊慌地大喊："全体注意！冰汽水即将抵达！还……"话还没说完，贵门已经被冲开，带有大量气泡的冰汽水呼啸而至。

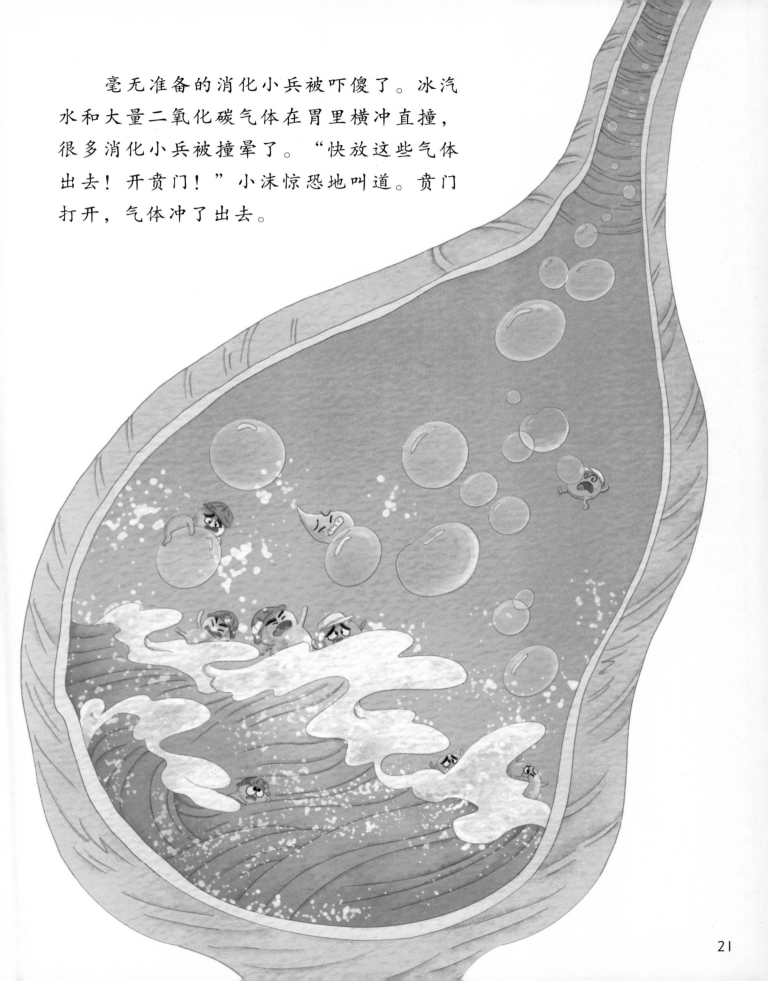

　　毫无准备的消化小兵被吓傻了。冰汽水和大量二氧化碳气体在胃里横冲直撞，很多消化小兵被撞晕了。"快放这些气体出去！开贲门！"小沫惊恐地叫道。贲门打开，气体冲了出去。

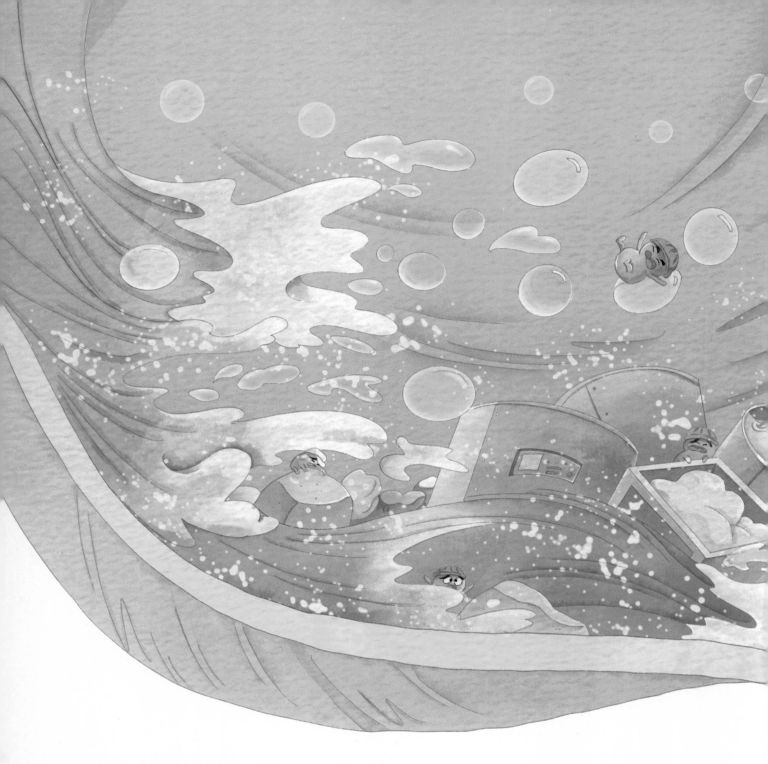

　　有人大喊："快！检查一下幽门关好没有！不能让冰汽水直接冲过去，会出事的！"幽门是胃部消化站和小肠吸收站之间的一道关卡，只有经过消化、像粥一样的食物才能通过这道门。

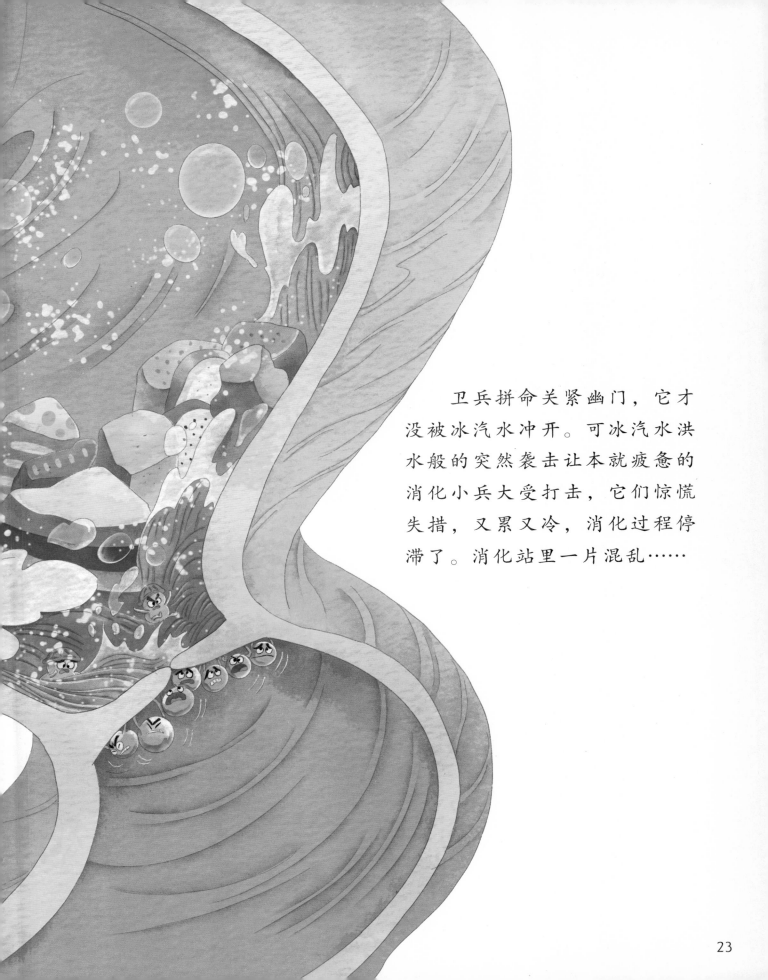

卫兵拼命关紧幽门，它才没被冰汽水冲开。可冰汽水洪水般的突然袭击让本就疲惫的消化小兵大受打击，它们惊慌失措，又累又冷，消化过程停滞了。消化站里一片混乱……

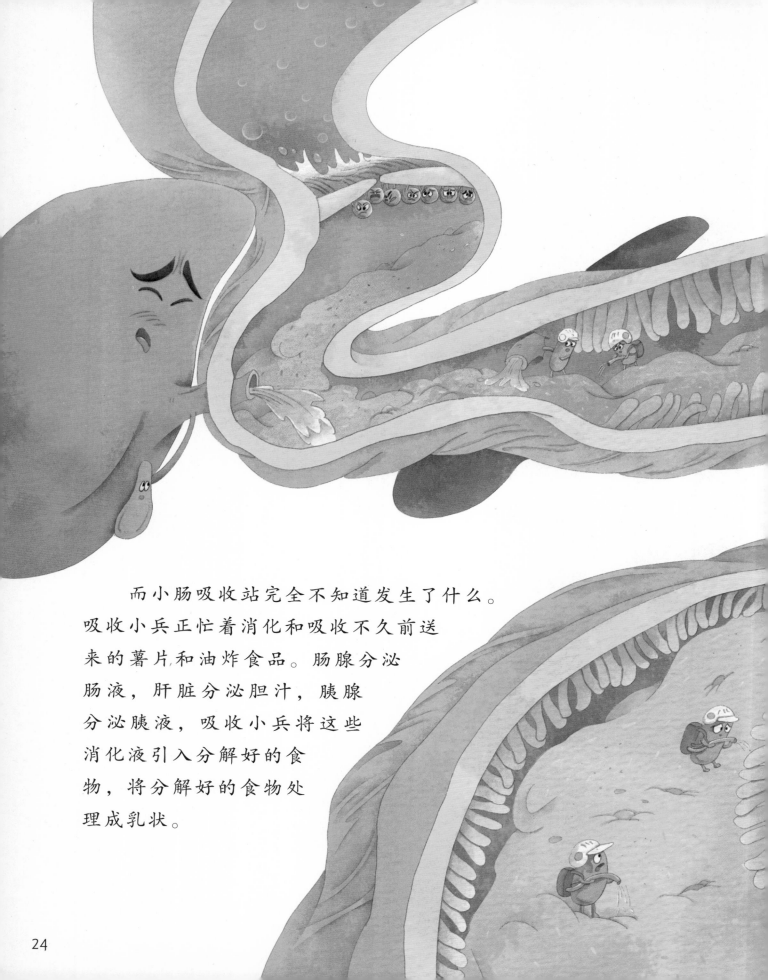

　　而小肠吸收站完全不知道发生了什么。吸收小兵正忙着消化和吸收不久前送来的薯片和油炸食品。肠腺分泌肠液，肝脏分泌胆汁，胰腺分泌胰液，吸收小兵将这些消化液引入分解好的食物，将分解好的食物处理成乳状。

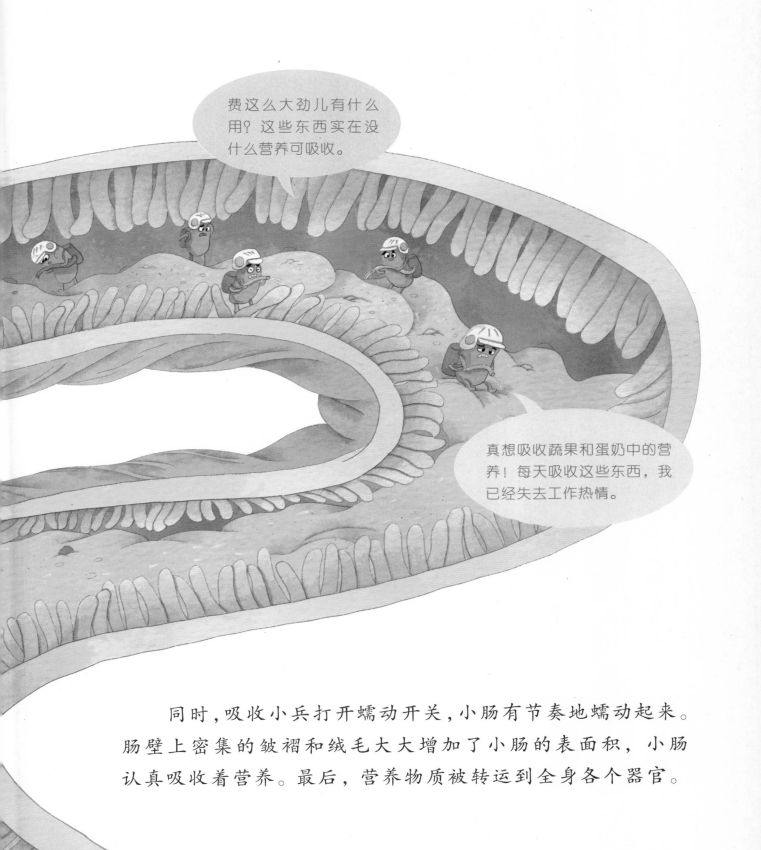

同时，吸收小兵打开蠕动开关，小肠有节奏地蠕动起来。肠壁上密集的皱褶和绒毛大大增加了小肠的表面积，小肠认真吸收着营养。最后，营养物质被转运到全身各个器官。

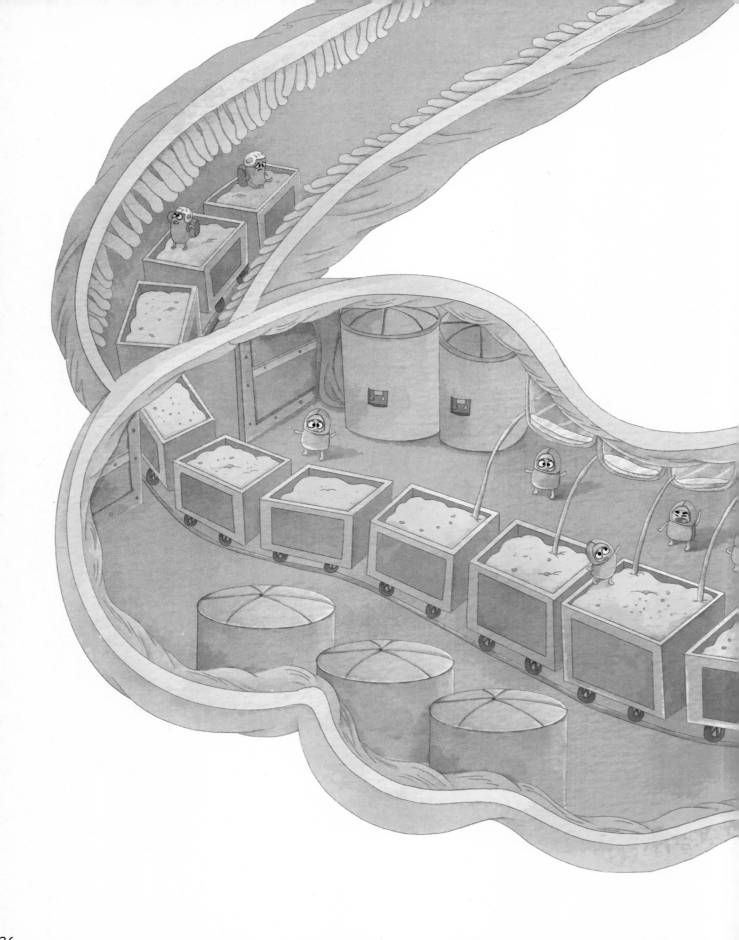

营养吸收完毕，吸收小兵们打开回盲瓣大门，将剩余的残渣和一点儿可怜的水分送入大肠。守门的卫兵说："胃部消化站是不是出问题了，好像有不明震动正向这边传来……"

大肠那边的卫兵说："是要出问题了。我们处理站最近收到的残渣里水分和纤维素太少，已经变得十分干结。我们还指望这批残渣能多一些水分和纤维素，看来也没有啊……"

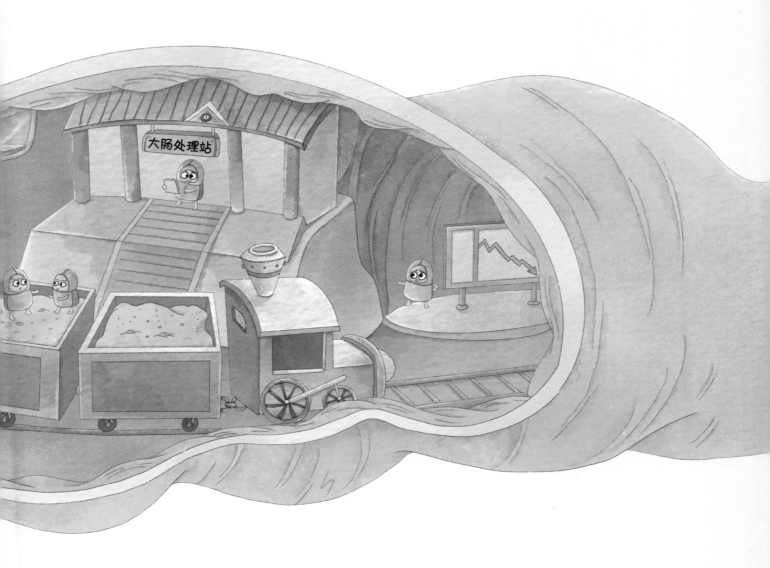

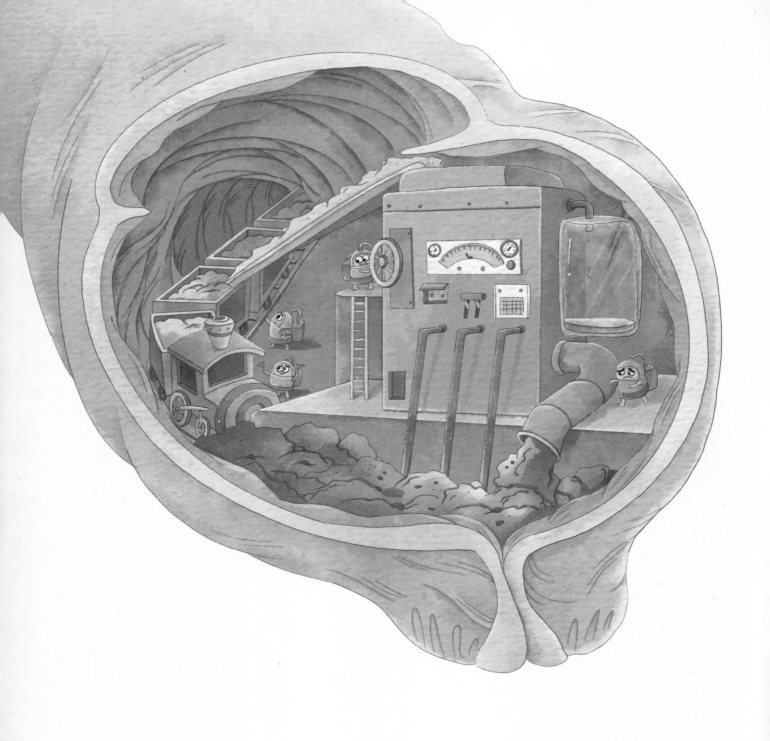

　　原来，大肠处理中心已经缺水很久了。大肠处理站的工作是从小肠吸收站送来的剩余物中吸收水分和无机盐等物质，再将废弃物送到处理站出口——肛门，结束整个消化过程。

可文文不爱喝水，再加上她很少吃蔬菜、水果和粗粮，食物中缺少纤维素，这加重了残渣干结。上次文文就因便秘受了很多苦，看来她又要经历一次了。

　　吸收小兵和处理小兵都既生气又焦急，却不知胃部消化站正在危机中苦苦挣扎。

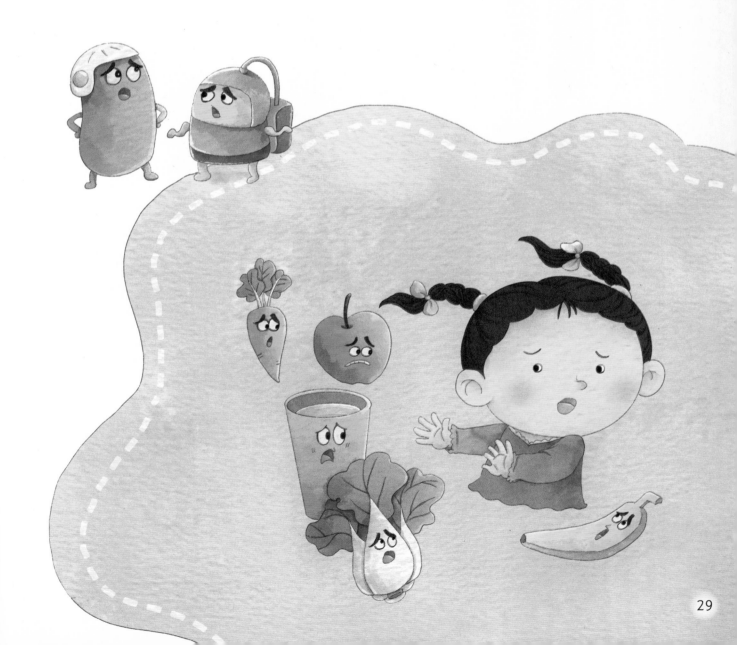

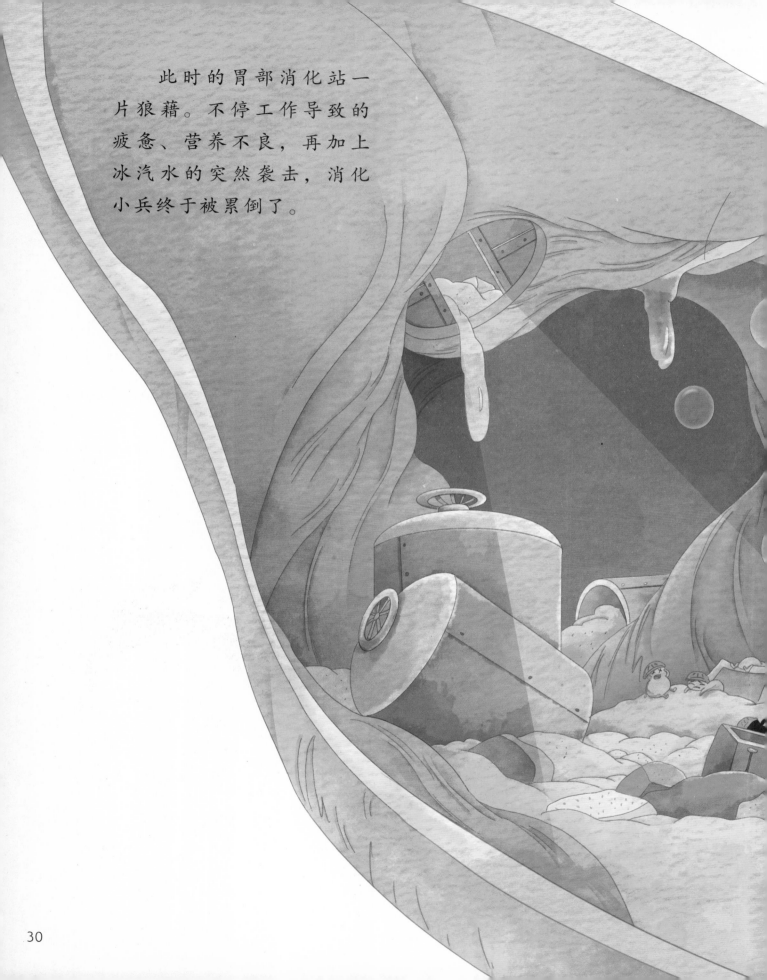

此时的胃部消化站一片狼藉。不停工作导致的疲惫、营养不良，再加上冰汽水的突然袭击，消化小兵终于被累倒了。

刺耳的故障报告声此起彼伏，红色的故障警示灯到处乱闪。突然，"轰隆隆！"一阵巨响，消化站剧烈地震动起来，灯全灭了——胃部消化站瘫痪了。

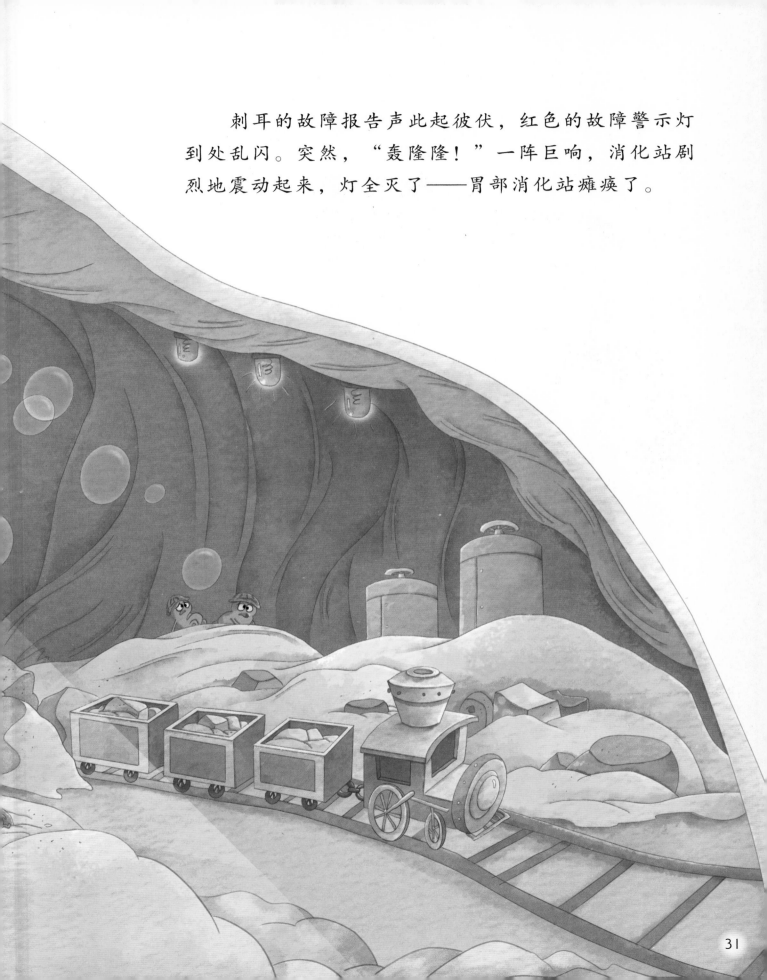

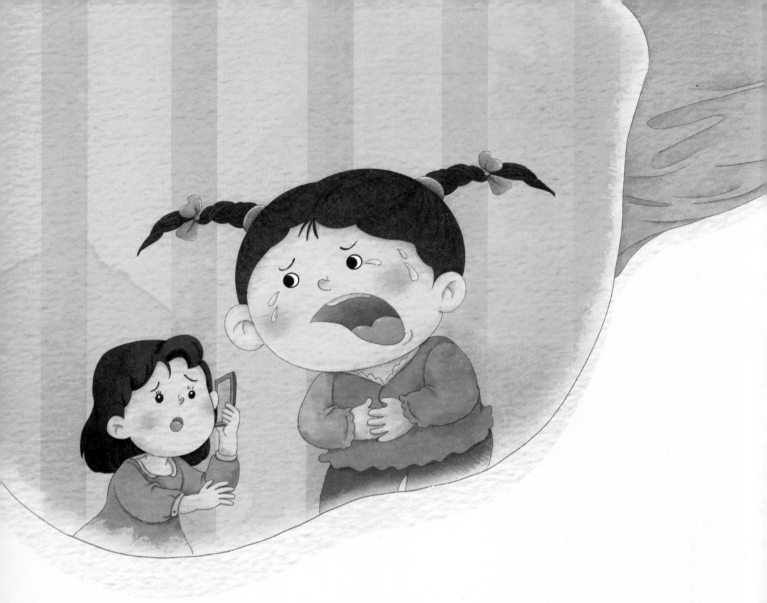

　　快要晕倒的小沫浑身冰冷……它模模糊糊地听见文文的大哭声："妈妈！我肚子疼！呜呜呜……"以及文文妈妈惊慌失措的声音："哎呀，疼得这么严重，我们快去医院！"

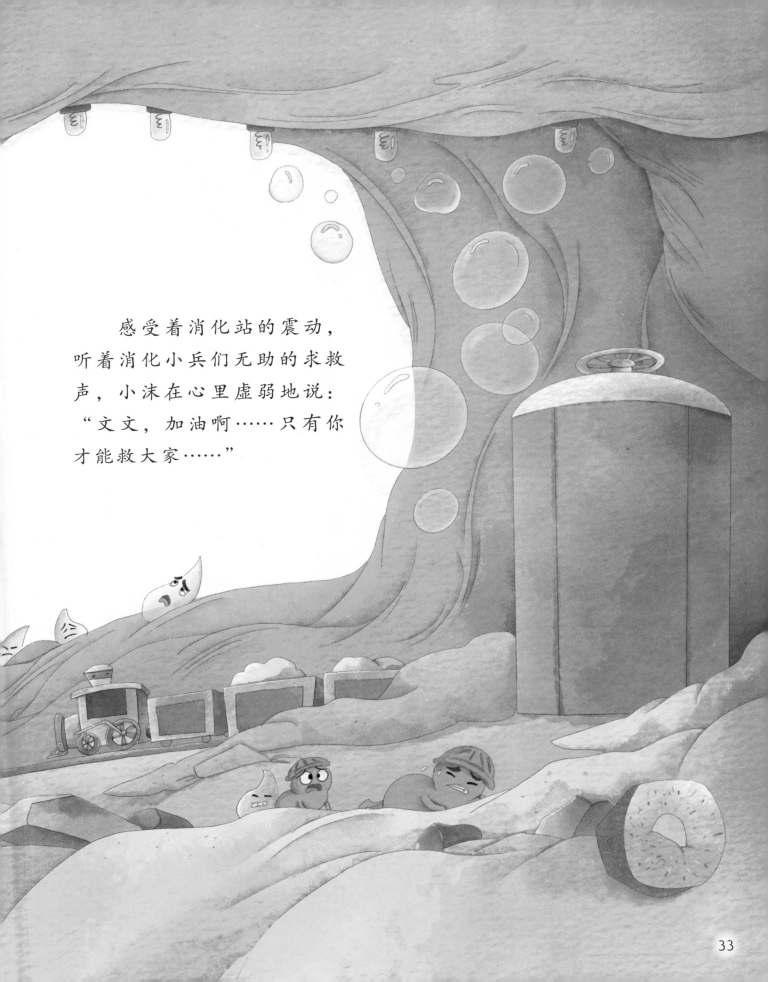

　　感受着消化站的震动，听着消化小兵们无助的求救声，小沫在心里虚弱地说："文文，加油啊……只有你才能救大家……"

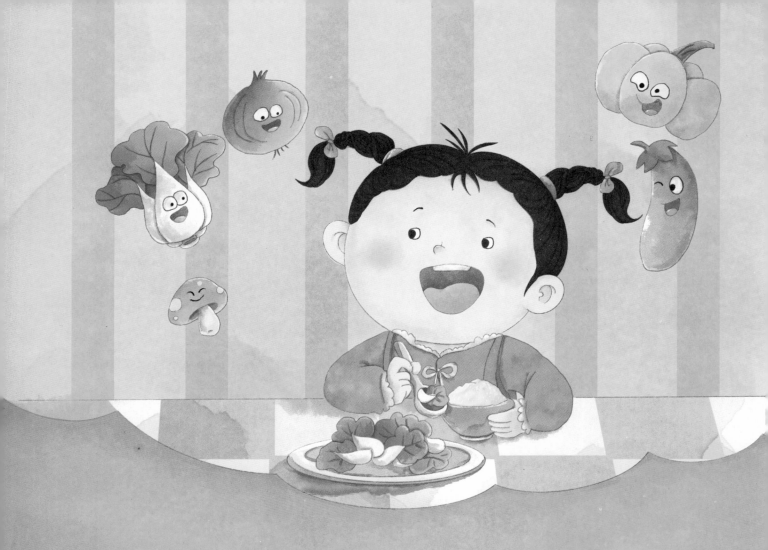

意识渐渐模糊的小沫做了一个梦。梦里，文文终于不再吃零食，而是按时吃饭，多吃蔬菜水果等健康食物，变得强壮又健康。"消化联盟"的小兵们笑啊、跳啊，都开心极了。

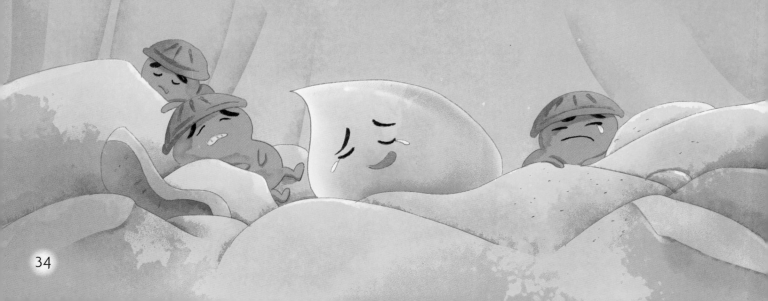

任务艰巨的 "消化联盟"

我们的健康成长离不开丰富的营养，而"消化联盟"承担着消化食物、吸收营养的重要工作。只有按时吃饭，给"消化联盟"提供高质量的健康食物，比如蔬菜、水果、粗粮、坚果、牛奶、蛋类等，它们才能从中吸收丰富的营养供给我们的身体。如果我们不按时吃饭、不停地吃零食，还吃得太快、不认真咀嚼，就会加重"消化联盟"的负担，让它们过度疲劳。这样，我们就会感到不舒服，如胃胀、胃痛，甚至会呕吐。所以，我们一定要按时吃饭、吃健康食品，细嚼慢咽，让"消化联盟"高效工作、按时休息。

小伙伴，请和你的"消化联盟"一起加油吧！

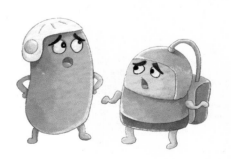

积食之后

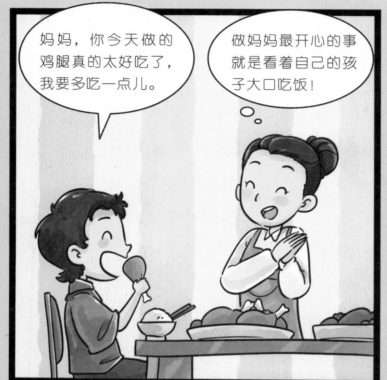

妈妈，你今天做的鸡腿真的太好吃了，我要多吃一点儿。

做妈妈最开心的事就是看着自己的孩子大口吃饭！

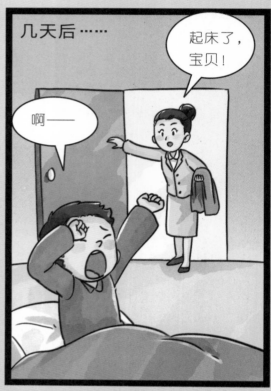

几天后……

起床了，宝贝！

啊——

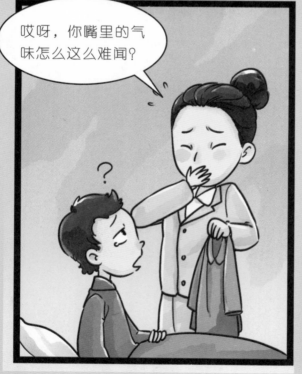

哎呀，你嘴里的气味怎么这么难闻？

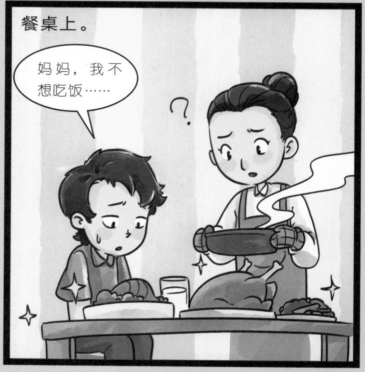

餐桌上。

妈妈，我不想吃饭……